REIS-DIÄT FÜR ANFÄNGER LEITFADEN

Der vollständige Leitfaden zur Verwendung und Maximierung der Reisdiät, um Übergewicht zu verlieren und Ihren Körper zu nähren, einschließlich eines Reisdiät-Speiseplans

Mina Mong
Copyright@2024

INHALTSVERZEICHNIS

KAPITEL 1

EINFÜHRUNG

In einer Welt voller ständig wechselnder Ernährungstrends hat sich die Reisdiät als zuverlässige Methode zur Gewichtsabnahme und Verbesserung der allgemeinen Gesundheit erwiesen. Die Reisdiät hat wegen ihrer Einfachheit, Wirksamkeit und potenziellen gesundheitlichen Vorteile Aufmerksamkeit erregt und geht auf die Arbeit von Dr. Walter Kempner in der Mitte des 20. Jahrhunderts zurück. Diese Einführung bietet eine gründliche Untersuchung der Reisdiät, einschließlich ihres historischen Hintergrunds, der Prinzipien, denen sie folgt, und ihres Ziels, sowohl Gewichtsverlust als auch Ernährung zu fördern.

1.1 Einführung in die Reisdiät

Die Ursprünge der Reisdiät lassen sich auf das Duke University Medical Center in den 1930er Jahren zurückführen. Dr. Walter Kempner, ein Arzt und Forscher, entwickelte diese Diät als Therapieansatz für Menschen mit Bluthochdruck und Nierenerkrankungen. Im Laufe der Zeit reichten seine Einsatzmöglichkeiten über die rein medizinische Behandlung hinaus und umfassen nun auch die Gewichtskontrolle und das allgemeine Wohlbefinden.

Die von Dr. Kempner entwickelte Diät namens Rice Diet Program konzentrierte sich stark auf die Einbeziehung von Reis als Hauptbestandteil sowie einer Fülle von Obst und Gemüse. Die bewusste Einfachheit dieses Ansatzes zielt darauf ab, die Aufnahme von Natrium, Fett und Protein zu begrenzen, mit dem Ziel, den Blutdruck zu senken und die Gewichtsabnahme zu fördern.

1.2 Zweck und Vorteile

Das Hauptziel der Reisdiät ist zweierlei: Gewichtsabnahme und Nährstoffversorgung. Obwohl Gewichtsverlust für viele Menschen ein gemeinsames Ziel ist, steht bei der Reisdiät auch die Bereitstellung lebenswichtiger Nährstoffe im Vordergrund, um das allgemeine Wohlbefinden zu fördern. Im Gegensatz zu trendigen Diäten, bei denen eine schnelle Gewichtsabnahme im Vordergrund steht, fördert die Reisdiät einen umfassenden Ansatz, der Wert auf einen ausgewogenen und dauerhaften Lebensstil legt.

Einer der Hauptvorteile der Reisdiät ist ihre Fähigkeit, als verjüngende Reinigung für den Körper zu wirken. Die Entscheidung für Vollkornprodukte wie braunen Reis anstelle von raffinierten Alternativen ermöglicht es dem Einzelnen, den Nährwert dieser Lebensmittel zu nutzen und von Ballaststoffen, Vitaminen und Mineralien zu profitieren. Darüber hinaus steht der Schwerpunkt der Diät auf kalorien-, fett- und natriumarmen Lebensmitteln im Einklang mit herzgesunden Grundsätzen und könnte möglicherweise die Stoffwechselfunktion verbessern.

1.3 Wichtiger Hinweis und Gesundheitsaspekte

Bevor Sie wesentliche Änderungen an Ihrer Ernährung vornehmen, ist es wichtig zu erkennen, dass jeder Mensch unterschiedliche gesundheitliche Anforderungen hat. Bei der Reisdiät ist Vorsicht geboten, da sie möglicherweise nicht für jeden geeignet ist. Dies gilt insbesondere für Personen mit gesundheitlichen Grunderkrankungen oder besonderen Ernährungsbedürfnissen.

Bitte beachten Sie, dass dieser Leitfaden nicht als Ersatz für die Beratung durch einen qualifizierten Arzt betrachtet werden sollte. Bevor Sie mit der Reisdiät oder einem anderen Programm zur Gewichtsreduktion beginnen, ist es dringend ratsam, sich von einem Arzt oder einem registrierten Ernährungsberater beraten zu lassen. Sie bieten individuelle Beratung, die auf die Krankengeschichte, den aktuellen Gesundheitszustand und die Ernährungsbedürfnisse einer Person zugeschnitten ist.

In den folgenden Abschnitten gehen wir näher auf die Prinzipien der Reisdiät ein. Wir besprechen die empfohlenen Reissorten, die Bedeutung einer ausgewogenen Aufnahme von Makronährstoffen, die Einbeziehung nährstoffreicher Lebensmittel und praktische Strategien zur effektiven Gewichtskontrolle und Förderung der allgemeinen Ernährung. Der Weg zu einer gesünderen Lebensweise beginnt damit, die Grundlagen der

Reisdiät zu verstehen und ihre Prinzipien an die persönlichen Bedürfnisse und Vorlieben anzupassen.

KAPITEL 2

Die Reisdiät verstehen

Um den Weg zu einer gesünderen Lebensweise zu finden, ist es oft erforderlich, die Nuancen verschiedener Ernährungsansätze zu verstehen. Die Reisdiät hat ihren Ursprung in der Mitte des 20. Jahrhunderts und wurde durch die bahnbrechende Forschung von Dr. Walter Kempner beeinflusst. Sie hat sich zu einer einzigartigen Methode zur Gewichtsabnahme und Verbesserung der allgemeinen Gesundheit entwickelt. Hier erforschen wir die grundlegenden Prinzipien, die die Reisdiät prägen, erforschen ihren historischen Hintergrund, die wissenschaftlichen Gründe für ihre Entstehung und die verschiedenen Auswirkungen, die sie auf den Körper hat.

2.1 Die Grundlagen der Reis-Diät-Philosophie verstehen

Die Philosophie der Reisdiät basiert auf dem Konzept der Einfachheit und Einschränkung. Im Gegensatz zu beliebten Diäten, die komplizierte Ernährungspläne erfordern oder den Verzicht auf ganze Lebensmittelgruppen erfordern, konzentriert sich die Reisdiät auf einige wenige wesentliche Elemente. Es wird empfohlen, Reis, insbesondere braunen Reis, aufgrund seines hohen Nährstoffgehalts in Ihre Ernährung aufzunehmen. Stellen Sie außerdem sicher, dass zu Ihren regelmäßigen Mahlzeiten eine Vielzahl von Obst und Gemüse gehört. Diese Lebensmittel sind der Grundstein einer gesunden Ernährung, da sie lebenswichtige Nährstoffe liefern und gleichzeitig Kalorien, Natrium und Fett unter Kontrolle halten.

Die Reisdiät ist bewusst einfach gestaltet. Es bietet eine erfrischende Abwechslung vom oft überwältigenden und komplexen Bereich moderner Ernährungsweisen und präsentiert einen einfachen und unkomplizierten Ansatz, der sich an den traditionellen Ernährungsweisen verschiedener Kulturen orientiert. Durch die Konzentration auf eine Diät, bei der leicht verdauliche und nährstoffreiche Lebensmittel wie Reis im Vordergrund stehen, streben Einzelpersonen danach, Gewicht zu verlieren und ihre allgemeine Gesundheit zu verbessern, ohne sich umständlich mit der Planung von Mahlzeiten oder dem Zählen von Kalorien befassen zu müssen.

2.2 Verschiedene Reissorten und ihre Nährwerte

Beim Reis gibt es erhebliche Qualitäts- und Geschmacksunterschiede. Um die Vorteile der Reisdiät optimal nutzen zu können, ist ein tiefes Verständnis der Nährstoffunterschiede zwischen verschiedenen Reissorten unerlässlich. Wenn es um Reis geht, ist brauner Reis eine herausragende Wahl. Es verfügt über intakte Kleie- und Keimschichten, was bedeutet, dass es voller Ballaststoffe, essentieller Vitamine und Mineralien ist. Es ist wichtig zu beachten, dass diese Lebensmitteloption eine konstante Energieversorgung bietet und das Sättigungsgefühl fördert, was für Personen, die abnehmen möchten, von Vorteil sein kann.

Weißer Reis durchläuft jedoch eine Verarbeitungsmethode, bei der Kleie und Keime entfernt werden, was zu einem Verlust bestimmter Nährstoffe führt. Weißer Reis ist zwar eine Energiequelle, enthält jedoch nicht die gleiche

Menge an Ballaststoffen und Mikronährstoffen wie brauner Reis. Die Reisdiät betont die Bedeutung der Einbeziehung von Vollkornprodukten in Ihre Ernährung und zielt darauf ab, die ernährungsphysiologischen Vorteile sowohl für die Gewichtskontrolle als auch für das allgemeine Wohlbefinden zu maximieren.

2.3 Erkundung der Vorteile der Reisdiät zur Gewichtsreduktion

Der Gewichtsverlustaspekt der Reisdiät ist auf verschiedene Faktoren zurückzuführen, darunter die Kombination aus kontrolliertem Kalorienverbrauch, niedrigerem Natriumgehalt und den natürlichen Eigenschaften von Vollkornprodukten. Durch die Betonung fett- und kalorienarmer Lebensmittel verstehen Personen, die sich mit Ernährung auskennen, wie wichtig es ist, ein Kaloriendefizit zu erzeugen, das ein Schlüsselprinzip beim Erreichen einer Gewichtsabnahme ist.

Die Zugabe von braunem Reis und anderen Vollkornprodukten kann die Wirksamkeit der Diät zur Gewichtsreduktion steigern. Vollkornprodukte sind voller Ballaststoffe, die nicht nur ein gesundes Verdauungssystem unterstützen, sondern auch zu einem Sättigungsgefühl führen. Das Verständnis des Sättigungsfaktors ist entscheidend für die Verwaltung der Portionsgrößen und die Kalorienreduzierung.

Darüber hinaus wurde die Natriumbeschränkung der Reisdiät mit einer verringerten Wassereinlagerung und Blähungen in Verbindung gebracht, was zu einem anfänglichen Anstieg des Gewichtsverlusts führte, der den Verlust von Körperfett übertraf. Durch die Kombination dieser Faktoren entsteht ein umfassender Ansatz zur Gewichtskontrolle, bei dem sich die Ernährung sowohl auf die Menge als auch auf die Qualität der verzehrten Lebensmittel konzentriert.

Zusätzlich zu den potenziellen Auswirkungen auf die Gewichtsabnahme kann die Reisdiät verschiedene andere gesundheitliche Vorteile bieten. Nach Ansicht einiger Experten kann die Einhaltung dieser Diät möglicherweise die Insulinsensitivität verbessern und das kardiovaskuläre Wohlbefinden fördern. Es ist erwähnenswert, dass Menschen unterschiedlich auf die Ernährung reagieren können und weitere Untersuchungen erforderlich sind, um ein umfassendes Verständnis ihrer Auswirkungen auf die langfristige Gesundheit zu erlangen.

In den folgenden Abschnitten dieses Leitfadens werden wir uns mit den praktischen Aspekten der Reisdiät befassen. Dazu gehören Tipps zur Auswahl des perfekten Reises, zur Sicherstellung einer ausgewogenen Zufuhr von Makronährstoffen, zur Einbeziehung nahrhafter Lebensmittel und zur Erstellung nachhaltiger Ernährungspläne. Mit einem umfassenden Wissen über die Prinzipien der Reisdiät können Einzelpersonen fundierte Entscheidungen treffen, um ihre Gewichtsabnahme- und Ernährungsziele zu erreichen.

KAPITEL 3

Den richtigen Reis auswählen

Die Wahl der richtigen Reissorte ist im Rahmen der Reisdiät entscheidend für die Gewichtsabnahme und die Erhaltung der Gesundheit. Hier erforschen wir die Feinheiten der Auswahl des perfekten Reises, untersuchen die Ernährungsunterschiede zwischen verschiedenen Sorten und decken die Auswirkungen dieser Entscheidungen auf den Körper auf.

Wenn es um den Kampf zwischen braunem und weißem Reis geht, gibt es einige wichtige Unterschiede zu beachten. Brauner Reis mit seinem nussigen Geschmack und seiner zähen Konsistenz ist ein Vollkorn, das seine Kleie- und Keimschichten behält. Das bedeutet, dass es voller Ballaststoffe, Vitamine und Mineralien ist. Bei weißem Reis hingegen wurden die Kleie- und Keimschichten entfernt, was zu einem milderen Geschmack und einer weicheren Textur führt. Während weißer Reis sein kann

Die Diskussion um braunen Reis im Vergleich zu weißem Reis steht im Mittelpunkt der Philosophie der Reisdiät. Obwohl beide Sorten aus demselben Getreide stammen, werden sie unterschiedlich stark verarbeitet, was zu unterschiedlichen Nährwertprofilen führt.

Das nährstoffreiche Kraftpaket: Brauner Reis

Viele Menschen halten braunen Reis für eine nährstoffreichere Option, da er während des Mahlvorgangs seine äußeren Schichten – Kleie und Keime – behält. Die Konservierung des Vollkorns bietet erhebliche ernährungsphysiologische Vorteile. Brauner Reis ist eine fantastische Wahl für alle, die ihre Verdauung verbessern, sich nach den Mahlzeiten satt fühlen und einen stabilen Blutzuckerspiegel aufrechterhalten möchten. Brauner Reis ist aufgrund seines hohen Ballaststoffgehalts eine großartige Option für Menschen, die auf ihr Gewicht achten oder Bedenken hinsichtlich der Insulinsensitivität haben. Dies kann dazu beitragen, die Freisetzung von Glukose im Körper zu verlangsamen.

Brauner Reis ist nicht nur reich an Ballaststoffen, sondern enthält auch eine Vielzahl essentieller Nährstoffe wie Magnesium, Phosphor und B-Vitamine, darunter B6 und Niacin. Diese essentiellen Nährstoffe spielen eine entscheidende Rolle bei der Unterstützung verschiedener Aspekte unseres Körpers, wie z. B. der Aufrechterhaltung des Energieniveaus, der Förderung starker Knochen und der Unterstützung der allgemeinen neurologischen Gesundheit. Der Einbau von Antioxidantien in die Kleieschicht verstärkt die gesundheitlichen Vorteile, da sie oxidativem Stress und Entzündungen wirksam entgegenwirken.

Weißer Reis: Ein Grundnahrungsmittel mit Überlegungen

Weißer Reis hingegen durchläuft einen Mahlprozess, bei dem die Kleie- und Keimschichten entfernt werden, sodass nur noch das Endosperm übrig bleibt. Durch diese Verarbeitungsmethode werden dem Vollkorn bestimmte Nährstoffe entzogen, was zu einem Endprodukt führt, das im Vergleich zu seinem braunen Gegenstück weniger Ballaststoffe, Vitamine und Mineralien enthält.

Weißer Reis mag eine bequeme und schnelle Energiequelle sein, im Hinblick auf den Nährwert ist er jedoch im Vergleich zu braunem Reis schlechter. Weißer Reis ist dafür bekannt, dass er schnell abgebaut und vom Körper aufgenommen werden kann, was zu einem schnellen Anstieg des Blutzuckerspiegels führen kann. Dies kann einen Einfluss darauf haben, wie empfindlich der Körper auf Insulin reagiert. Weißer Reis ist möglicherweise nicht die beste Option für Personen, die ihr Gewicht kontrollieren möchten oder an Diabetes leiden.

Es ist wichtig zu bedenken, dass die Reisdiät weißen Reis nicht vollständig eliminiert, sondern vielmehr einen durchdachten und ausgewogenen Ansatz fördert. Für diejenigen, die keine besonderen gesundheitlichen Probleme haben, kann es in Ordnung sein, weißen Reis in Maßen in ihre Ernährung aufzunehmen. Es ist von entscheidender Bedeutung, ein tiefes Verständnis für die Ernährungskonflikte zu haben und fundierte Entscheidungen zu treffen, die mit Ihren persönlichen Gesundheitszielen im Einklang stehen.

3.2 Andere Vollkornoptionen

Als Kenner der Küche ist es immer wieder spannend, über den Bereich des braunen Reises hinauszugehen und eine Fülle von Vollkornalternativen zu entdecken. Dies bringt nicht nur eine köstliche Abwechslung in Ihre Mahlzeiten, sondern steigert auch Ihre Nährstoffaufnahme auf ein neues Niveau. Die Einbeziehung von Vollkornprodukten wie Quinoa, Wildreis, Gerste und Bulgur in Ihre Ernährung kann eine großartige Möglichkeit sein, Ihre Mahlzeiten aufzuwerten. Jedes einzelne dieser Getreidearten bietet eine besondere Vielfalt an Nährstoffen und ist somit eine wertvolle Ergänzung für eine ausgewogene und abwechslungsreiche Ernährung.

3.2.1 Quinoa: Die ultimative Proteinquelle

Quinoa ist wirklich bemerkenswert, da es nicht nur ein Vollkorn ist, sondern auch ein vollständiges Protein, das alle essentiellen Aminosäuren enthält. Quinoa ist eine fantastische Option für alle, die sich vegetarisch oder vegan ernähren, da es eine Proteinquelle bietet, die mit tierischen Produkten mithalten kann. Darüber hinaus verfügt Quinoa über ein beeindruckendes Nährwertprofil voller

Ballaststoffe, Eisen, Magnesium und Antioxidantien. Dies macht es zu einer ausgezeichneten Wahl, um den Nährwert jeder Mahlzeit auf Reisbasis zu verbessern.

3.2.2 Wildreis: Eine köstliche und nährstoffreiche Option

Wildreis ist ein Vollkorn mit einer einzigartigen Textur und einem herrlich nussigen Geschmack. Es bietet auch eine Reihe von ernährungsphysiologischen Vorteilen. Dieses besondere Lebensmittel liefert eine erhebliche Menge an Ballaststoffen sowie wichtige Mineralien wie Phosphor und Magnesium. Darüber hinaus enthält es Antioxidantien, die sich positiv auf die allgemeine Gesundheit auswirken. Wildreis bietet einen unverwechselbaren Geschmack, der Ihren Mahlzeiten eine köstliche Note verleihen, Ihre kulinarische Reise bereichern und Ihre Gesundheitsziele fördern kann.

3.2.3 Gerste: Eine nahrhafte Wahl für ein gesundes Herz

Gerste ist ein fantastisches Vollkorn, das bemerkenswerte Vorteile für die Erhaltung eines gesunden Herzens bietet. Dieser besondere Inhaltsstoff ist reich an Beta-Glucanen, einer Art löslicher Ballaststoffe, die für ihre cholesterinsenkenden Eigenschaften bekannt sind. Gerste ist eine fantastische Quelle für essentielle Vitamine und Mineralstoffe wie Niacin, Selen und Phosphor. Gerste ist für ihren hohen Ballaststoffgehalt bekannt, der dazu beitragen kann, dass Sie sich länger satt fühlen und ein gesundes Verdauungssystem unterstützt.

Bulgur: Ein vielseitiges Getreide, das schnell gart

Bulgur ist eine beliebte Zutat in der Küche des Nahen Ostens. Dabei handelt es sich um eine Weizensorte, die vorgekocht und getrocknet wurde. Dieses Vollkorn gart schnell und hat einen milden Geschmack, was es zu einer praktischen Wahl für eine Vielzahl von Gerichten macht. Bulgur ist reich an Ballaststoffen, Mangan und Magnesium, die zu einem gesunden Verdauungssystem und allgemeinem Wohlbefinden beitragen.

Das Hinzufügen einer Reihe von Vollkornprodukten zu Ihrer Reisdiät kann die Ernährungsvielfalt steigern und Ihre Mahlzeiten angenehmer und sättigender machen. Durch die Erkundung verschiedener Getreidesorten können Menschen ihre persönlichen Vorlieben entdecken und gleichzeitig die vielfältigen gesundheitlichen Vorteile genießen, die Vollkornprodukte bieten.

3.3 Richtlinien zur Portionskontrolle

Die richtige Auswahl von Reis und anderen Vollkornprodukten ist wichtig, aber es ist wichtig, sich daran zu erinnern, wie wichtig es ist, die Portionen bei der Reisdiät zu kontrollieren. Wenn es darum geht, Abnehmziele zu erreichen, ist es wichtig, den Überblick über die aufgenommenen Kalorien zu behalten und die Portionsgrößen gut zu kennen. Auf diese Weise können Sie die richtige Balance zwischen der Ernährung Ihres Körpers und der Ausübung von Mäßigung finden.

Eine typische Portion gekochten Reis beträgt normalerweise etwa 1/2 bis 1 Tasse. Diese Portionsgröße bietet eine ausgewogene Menge an

Kohlenhydraten sowie Ballaststoffen und lebenswichtigen Nährstoffen. Bedenken Sie, dass die Portionsgrößen abhängig von verschiedenen Faktoren wie Alter, Aktivitätsgrad und Stoffwechselrate variieren können. Die Anpassung der Portionsgrößen an individuelle Bedürfnisse und Ziele fördert eine personalisierte und nachhaltige Herangehensweise an die Reisdiät.

Letztendlich geht die Auswahl des Reises in der Reisdiät über die persönlichen Vorlieben hinaus. Es handelt sich um eine kalkulierte Entscheidung, die eine entscheidende Rolle bei der Festlegung der Ernährungsgrundlage des gesamten Ernährungsplans spielt. Die Wahl nährstoffreicher Alternativen wie braunem Reis und die Einbeziehung einer Reihe von Vollkornprodukten kann dabei helfen, Gewicht zu verlieren, die allgemeine Gesundheit zu verbessern und den Weg zu optimalem Wohlbefinden einzuschlagen. In den kommenden Abschnitten dieses Leitfadens werden wir uns mit der Bedeutung einer ausgewogenen Ernährung befassen, der Aufnahme von Lebensmitteln, die reich an essentiellen Nährstoffen sind, und der Umsetzung effektiver Strategien zur

erfolgreichen Gewichtskontrolle bei gleichzeitiger
Einhaltung der Reisdiät.

23

KAPITEL 4

Ausgewogene Makronährstoffe in der Reisdiät

Wenn es um eine nachhaltige Gewichtsabnahme und ein allgemeines Wohlbefinden geht, legt die Reisdiät großen Wert auf ein harmonisches Gleichgewicht der Makronährstoffe. Das Verständnis der Bedeutung von Makronährstoffen ist für die Aufrechterhaltung einer ausgewogenen und nahrhaften Ernährung von entscheidender Bedeutung. Hier untersuchen wir die Bedeutung jedes Makronährstoffs, seine Funktionen im Körper und die Art und Weise, wie ein umfassender Ansatz zur Wirksamkeit der Reisdiät beiträgt.

4.1 Die Bedeutung eines ausgewogenen Makronährstoffprofils

Makronährstoffe spielen in unserer Ernährung eine entscheidende Rolle, da sie die für wichtige physiologische Funktionen benötigte Energie liefern. Es ist wichtig, ein ausgewogenes Verhältnis von Proteinen, Kohlenhydraten und Fetten aufrechtzuerhalten, um die Körperfunktionen zu unterstützen, das Sättigungsgefühl zu fördern und die allgemeine Gesundheit sicherzustellen. Das Verständnis der Bedeutung des Makronährstoffgleichgewichts ist der Schlüssel zur Maximierung der Ernährung und zum Erreichen von Gewichtsverlustzielen.

4.1.1 Proteine: Unverzichtbar für einen gesunden Körper

Proteine spielen eine entscheidende Rolle im Körper und unterstützen die Gewebereparatur und -erhaltung, die Enzym- und Hormonsynthese sowie die Funktion des Immunsystems. Bei der Reisdiät ist es wichtig, magere Proteinquellen einzubeziehen. Es trägt nicht nur zum Erhalt der Muskelmasse bei, sondern unterstützt auch die Stoffwechselfunktionen des Körpers und sorgt für ein Sättigungsgefühl.

Es gibt verschiedene Proteinquellen, die in eine reisbasierte Ernährung integriert werden können, beispielsweise Geflügel, Fisch, Tofu, Hülsenfrüchte und Bohnen. Diese Entscheidungen decken nicht nur den Proteinbedarf des Körpers, sondern liefern auch eine Reihe essentieller Nährstoffe wie Eisen,

Zink und verschiedene Vitamine. Durch die Auswahl magerer Proteinquellen können Einzelpersonen einen kalorienbewussten Ansatz verfolgen und gleichzeitig ihren Proteinbedarf decken.

4.1.2 Kohlenhydrate: Die Hauptenergiequelle des Körpers

Kohlenhydrate spielen eine entscheidende Rolle bei der Energieversorgung des Körpers und liefern die nötige Energie für tägliche Aktivitäten und Bewegung. Wenn es um die Reisdiät geht, sind Vollkornprodukte wie brauner Reis der Star und bieten eine zuverlässige Quelle für komplexe Kohlenhydrate. Wenn es um Kohlenhydrate geht, sind Vollkornprodukte die richtige Wahl. Im Gegensatz zu den zuckerhaltigen einfachen Kohlenhydraten werden komplexe Kohlenhydrate in Vollkornprodukten langsamer verdaut, was zu einer gleichmäßigen Freisetzung von Glukose und einem lang anhaltenden Energieschub führt.

Obwohl die Reisdiät den Schwerpunkt auf die Reduzierung des Kalorienverbrauchs legt, fördert sie nicht den vollständigen Verzicht auf Kohlenhydrate. Stattdessen fördert es den Verzehr von nährstoffreichen, ballaststoffreichen Kohlenhydraten, die zu einem Sättigungsgefühl führen, ein gesundes Verdauungssystem fördern und wichtige Vitamine und Mineralstoffe liefern.

Die Bedeutung von Fetten für die Erhaltung der Gesundheit und die Aufnahme von Nährstoffen

Es ist von entscheidender Bedeutung, die Bedeutung von Fetten in unserer Ernährung zu verstehen. Sie spielen eine wichtige Rolle bei der Aufnahme fettlöslicher Vitamine wie A, D, E und K in unseren Körper. Darüber hinaus sind Fette für die Aufrechterhaltung der Zellstruktur und die Regulierung wichtiger Körperprozesse notwendig. Bei der Reisdiät liegt der Schwerpunkt auf der Aufnahme nahrhafter Fette und gleichzeitig auf die Kontrolle von gesättigten Fettsäuren und Transfetten. Es gibt eine Vielzahl von Möglichkeiten, gesunde Fette in die Ernährung zu integrieren. Einige Beispiele sind Avocados, Nüsse, Samen und Olivenöl.

Das Hinzufügen von Fetten zu Ihrer Ernährung kann dazu beitragen, dass Sie sich zufriedener fühlen und verhindern, dass Sie zu viel naschen oder zu viel essen. Das Verständnis des Nährwerts verschiedener Lebensmittelbestandteile ist für die Aufrechterhaltung einer ausgewogenen Ernährung von entscheidender Bedeutung. Obwohl Fette im Vergleich zu Proteinen und Kohlenhydraten mehr Kalorien enthalten, ist ihre Rolle bei der Nährstoffaufnahme und dem allgemeinen Wohlbefinden nicht zu übersehen.

4.2 Proteingehalt in der Reisdiät

Proteine spielen aus verschiedenen Gründen eine entscheidende Rolle in der Reisdiät. Sie helfen dabei, Muskeln zu erhalten, den Stoffwechsel anzukurbeln und dafür zu sorgen, dass Sie sich zufrieden fühlen. Durch die Auswahl magerer Proteinquellen kann der Einzelne seinen Nährstoffbedarf decken und gleichzeitig den kalorienbewussten Ansatz der Reisdiät einhalten.

4.2.1 Geflügel und Fisch: Optimale Proteinauswahl

Magere Proteinquellen wie Geflügel und Fisch passen perfekt zur Reisdiät. Diese Optionen bieten eine großartige Proteinquelle ohne übermäßig viel gesättigtes Fett. Insbesondere Fisch bietet aufgrund seiner Omega-3-Fettsäuren, die für ihre positive Wirkung auf die Herzgesundheit und die Reduzierung von Entzündungen bekannt sind, zusätzliche Vorteile.

Die Integration von Geflügel und Fisch in Ihre Mahlzeiten sorgt für eine köstliche Geschmacksexplosion und einen Hauch von Vielfalt und macht die Reisdiät zu einer nachhaltigen und genussvollen Ernährungswahl. Es wird empfohlen, gegrillte, gebackene oder gedünstete Zubereitungen den Garmethoden vorzuziehen, die übermäßiges Frittieren oder zusätzliche Fette erfordern.

Erforschung pflanzlicher Proteinalternativen

Wenn Sie eine pflanzliche oder vegetarische Variante der Reisdiät bevorzugen, kann die Einbeziehung von Tofu, Hülsenfrüchten und Bohnen in Ihre Mahlzeiten eine hervorragende Proteinquelle darstellen. Tofu ist eine äußerst vielseitige Zutat, die die erstaunliche Fähigkeit besitzt, Aromen aufzunehmen, was sie perfekt für alle Arten von kulinarischen Meisterwerken macht.

Hülsenfrüchte und Bohnen wie Linsen, Kichererbsen und schwarze Bohnen bieten eine Fülle von Proteinen sowie eine großzügige Dosis Ballaststoffe, Vitamine und Mineralien. Diese Kombination unterstützt hervorragend die Gesundheit des Verdauungssystems, sorgt für ein Sättigungsgefühl nach den Mahlzeiten und steigert den Nährwert Ihrer Gerichte.

4.3 Aufnahme nahrhafter Kohlenhydrate

Um die ernährungsphysiologischen Vorteile der Reisdiät zu maximieren, ist die Wahl hochwertiger Vollkornprodukte unerlässlich, da Kohlenhydrate in diesem Ernährungsplan eine entscheidende Rolle spielen. Diese Kohlenhydrate liefern lang anhaltende Energie, unterstützen die Gesundheit des Verdauungssystems und tragen zum allgemeinen Wohlbefinden bei.

4.3.1 Vollkorn: Der Grundstein der Reisdiät

Der Kohlenhydratgehalt der Reisdiät basiert auf Vollkornprodukten, darunter brauner Reis, Quinoa, Wildreis und Gerste. Die in diesen Körnern enthaltenen Ballaststoffe, Vitamine und Mineralien bleiben aufgrund der intakten Kleie- und Keimschichten erhalten, anders als bei raffiniertem Getreide, wo sie bei der Verarbeitung oft verloren gehen.

Brauner Reis ist eine fantastische Wahl für alle, die sich satt fühlen und ein gesundes Verdauungssystem fördern möchten. Die Zugabe von Quinoa zu Ihren Mahlzeiten erhöht nicht nur deren Nährwert, sondern sorgt auch für eine köstliche Geschmackstiefe. Unterdessen verleiht die Zugabe von Wildreis und Gerste Ihren Gerichten nicht nur einen einzigartigen Geschmack, sondern bietet auch zusätzliche gesundheitliche Vorteile.

Der unglaubliche Nährwert von Obst und Gemüse

Neben Vollkornprodukten sind Obst und Gemüse wichtige kohlenhydratreiche Bestandteile der Reisdiät. Diese Lebensmittel sind vollgepackt mit allen notwendigen Vitaminen, Mineralien, Antioxidantien und Ballaststoffen, die Ihr Körper benötigt.

Gönnen Sie sich den köstlichen Geschmack und die zahlreichen gesundheitlichen Vorteile von Früchten wie Beeren, Äpfeln und Zitrusfrüchten. Wenn Sie eine Vielzahl von Gemüsesorten in Ihre Mahlzeiten integrieren, kann deren Nährwert erheblich gesteigert werden.

Es wird dringend empfohlen, eine große Auswahl an Obst und Gemüse in die Reisdiät aufzunehmen, um die Aufnahme essentieller Nährstoffe zu maximieren. Diese pflanzlichen Kohlenhydrate verleihen Mahlzeiten eine köstliche Vielfalt an Geschmacksrichtungen, Texturen und Farben und steigern so deren Gesamtattraktivität.

4.4 Einbeziehung lebenswichtiger Fette

Bei der Reisdiät liegt der Schwerpunkt auf der Aufnahme nährstoffreicher Fette, die die allgemeine Gesundheit und das Wohlbefinden fördern. Das Verständnis der Bedeutung essentieller Fette ist für ein umfassendes Verständnis der Ernährung von entscheidender Bedeutung. Diese Fette sind nicht nur an der Nährstoffaufnahme beteiligt, sondern spielen auch eine wichtige Rolle bei der Hormonproduktion und Zellfunktion.

Sie stecken nicht nur voller Nährstoffe, sondern haben auch eine wunderbar cremige Textur, die jedem Gericht einen Hauch von Genuss verleiht.

Avocados sind bekannt für ihre samtige Textur und ihren köstlichen Geschmack, was sie zur ersten Wahl für alle macht, die eine nahrhafte Quelle einfach ungesättigter Fette suchen. Diese Fette werden mit der Förderung der Herzgesundheit in Verbindung gebracht und können dazu beitragen, dass Sie sich länger satt fühlen. Avocados sind vollgepackt mit lebenswichtigen Nährstoffen wie Kalium, Vitamin K und Folsäure.

Das Einarbeiten von geschnittenen Avocados in Salate, das Verteilen auf Vollkorntoast oder die Verwendung in verschiedenen Gerichten kann den Nährwert und den Gesamtgenuss der Reisdiät erheblich steigern.

4.4.2 Nüsse und Samen: Eine köstliche und nahrhafte Option

Diese nährstoffreichen Kraftpakete wie Mandeln, Walnüsse, Chiasamen und Leinsamen bieten eine Fülle an gesunden Fetten, Proteinen und einer Vielzahl essentieller Vitamine und Mineralien. Diese köstlichen Optionen lassen sich mühelos in Ihren Joghurt oder Salat integrieren oder als köstliche Snacks genießen.

Wenn Sie Ihrer Reisdiät Nüsse und Samen hinzufügen, ist es wichtig, die Portionsgrößen zu berücksichtigen.

Es ist wichtig, die Kaloriendichte zu kontrollieren. Der Genuss einer bescheidenen Portion bietet eine köstliche Knusprigkeit und eine Fülle gesundheitsfördernder Vorteile.

Olivenöl: Ein vielseitiger Kochbegleiter

Olivenöl, insbesondere natives Olivenöl extra, ist ein wesentlicher Bestandteil der mediterranen Ernährung und ergänzt perfekt die Prinzipien der Reisdiät. Dieses besondere Lebensmittel ist reich an einfach ungesättigten Fetten und voller Antioxidantien, die entzündungshemmende Eigenschaften besitzen.

Die Verwendung von Olivenöl in Ihren kulinarischen Unternehmungen kann den Geschmack Ihrer Gerichte verbessern und bietet gleichzeitig eine nährende Dosis nützlicher Fette. Seine unglaubliche Vielseitigkeit macht es zu einer unschätzbaren Bereicherung für jede Küche, insbesondere für diejenigen, die eine auf Reis basierende Diät einhalten.

4.5 Einen harmonischen Ansatz für eine nachhaltige Ernährung erreichen

Das perfekte Gleichgewicht der Makronährstoffe zu finden, geht über die bloße Auswahl der richtigen Lebensmittel hinaus. Dazu gehört auch, die Portionsgrößen und die Gesamtenergieaufnahme sorgfältig zu berücksichtigen. Mit einem Fokus auf Vollkornprodukte, mageres Eiweiß und gesunde Fette bietet die Reisdiät eine großartige Möglichkeit für den Einzelnen, ausgewogene und genussvolle Mahlzeiten zuzubereiten.

Eine ausgewogene Mischung von Makronährstoffen ist entscheidend für die Aufrechterhaltung eines konstanten Energieniveaus, die Förderung eines gesunden Stoffwechsels und die Vermeidung drastischer Blutzuckerspitzen und -abfälle. Dieser umfassende Ansatz trägt auch dazu bei, ein gesundes Gewicht zu erreichen und zu halten, indem er ein Gefühl der Zufriedenheit fördert und übermäßiges Essen vermeidet.

Darüber hinaus ist die Aufrechterhaltung einer ausgewogenen Ernährung entscheidend für die Versorgung mit einer Vielzahl lebenswichtiger Nährstoffe, was wiederum das allgemeine Wohlbefinden unterstützt und hilft, Nährstoffmängeln vorzubeugen. Das feine Gleichgewicht der Makronährstoffe in der Reisdiät führt zu einer harmonischen Kombination, die die

Vorteile der Gewichtsabnahme und Ernährung verstärkt.

In den folgenden Abschnitten dieses Leitfadens werden wir uns mit den praktischen Aspekten der Essensplanung im Rahmen der Reisdiät befassen. Dazu gehört die Bereitstellung von Beispielspeiseplänen, Kochtipps und Vorschläge für innovative Möglichkeiten zur Einbeziehung nährstoffreicher Lebensmittel. Mit einem tiefen Verständnis der Prinzipien ausgewogener Makronährstoffe können Einzelpersonen ihre Reisdiät-Reise mit Wissen, Zielstrebigkeit und dem Fokus auf langfristiges Wohlbefinden beginnen.

KAPITEL 5

Entdecken Sie nährstoffreiche Lebensmittel

Wenn es darum geht, einen gesünderen Lebensstil zu führen und das allgemeine Wohlbefinden aufrechtzuerhalten, ist es entscheidend, sich auf die Aufnahme von Lebensmitteln zu konzentrieren, die reich an essentiellen Nährstoffen sind. Der Verzehr von Lebensmitteln, die reich an essentiellen Vitaminen und Mineralstoffen sind, kann den Körper mit dem nötigen Treibstoff versorgen, um seine Vitalität aufrechtzuerhalten, ein starkes Immunsystem zu unterstützen und das Gewicht effektiv zu kontrollieren. In diesem Abschnitt befassen wir uns mit dem Konzept nährstoffreicher Lebensmittel und gehen dabei auf verschiedene Kategorien, ihre Vorteile und praktische Methoden für deren Integration in Ihre Ernährung ein.

5.1 Gemüse: Eine Vielzahl ernährungsphysiologischer Vorteile

Gemüse glänzt wirklich als wesentlicher Bestandteil einer ausgewogenen und nährenden Ernährung und liefert eine Fülle lebenswichtiger Nährstoffe, darunter Vitamine, Mineralien, Ballaststoffe und Antioxidantien. Die Erkundung einer breiten Palette an Gemüsesorten ermöglicht eine reichhaltige Auswahl an Nährstoffen, die das allgemeine Wohlbefinden unterstützen.

Dunkles Blattgemüse ist unglaublich nahrhaft und voller wichtiger Vitamine und Mineralien. Sie sind wahre Kraftpakete, wenn es darum geht, unseren Körper mit den Nährstoffen zu versorgen, die er zum Gedeihen braucht.

Dunkles Blattgemüse wie Spinat, Grünkohl, Mangold und Grünkohl sind unglaublich nahrhaft. Dieses Gemüse ist reich an den Vitaminen A, C und K sowie an Mineralien wie Eisen und Kalzium, die das Immunsystem stärken, die Knochengesundheit fördern und zum allgemeinen Wohlbefinden beitragen.

Wenn Sie Ihren Salaten, Pfannengerichten oder Smoothies dunkles Blattgemüse hinzufügen, können Sie Ihren Mahlzeiten einen Hauch von Farbe und eine gesunde Dosis Nährstoffe verleihen. Dieses Grün ist nicht nur gut für die Verdauung, sondern sorgt auch für ein Sättigungsgefühl.

Kreuzblütler: Kraftvolle Verbündete voller Antioxidantien

Diese Gemüsesorten wie Brokkoli, Blumenkohl, Rosenkohl und Kohl sind für ihre beeindruckenden antioxidativen Eigenschaften bekannt. Dieses Gemüse ist vollgepackt mit Verbindungen, die Ihrem Körper bei der Entgiftung helfen können und möglicherweise sogar krebshemmende Eigenschaften haben.

Durch die Zubereitung von Kreuzblütlergemüse durch Dämpfen, Braten oder Sautieren können ihre köstlichen Aromen zur Geltung kommen, ohne ihren Nährwert zu beeinträchtigen. Um die ernährungsphysiologischen Vorteile zu maximieren, ist es wichtig, dass Sie bei Ihrer Gemüseauswahl auf eine große Auswahl an Farben und Texturen achten.

Bunte Paprika: Eine gesunde Dosis Vitamin C

Paprika in seiner leuchtenden Farbpalette steckt voller Vitamin C. Dieses starke Antioxidans stärkt nicht nur das Immunsystem, sondern fördert auch eine gesunde Haut und unterstützt die Aufnahme von Eisen aus pflanzlichen Quellen. Paprika ist eine fantastische Quelle für Ballaststoffe und eine Vielzahl essentieller Vitamine, darunter Vitamin A und B-Vitamine.

Das Hinzufügen von Paprika zu Salaten, Fajitas oder Pfannengerichten verbessert den Geschmack und den Nährwert. Ihre inhärente Süße passt perfekt zu einer Vielzahl von Gerichten.

5.2 Früchte: Eine köstliche Quelle essentieller Nährstoffe

Früchte bieten eine wunderbare Balance aus Süße und Nährstoffen und bieten eine breite Palette an Vitaminen, Mineralien, Ballaststoffen und Antioxidantien. Wenn Sie eine vielfältige Auswahl an Früchten in Ihre Ernährung integrieren, stillen Sie nicht nur Ihr Verlangen nach etwas Süßem, sondern fördern auch eine optimale Gesundheit.

5.2.1 Beeren: Kraftpakete für die Ernährung

Es ist allgemein bekannt, dass Beeren wie Blaubeeren, Erdbeeren, Himbeeren und Brombeeren für ihren beeindruckenden Gehalt an Antioxidantien hoch geschätzt werden. Antioxidantien spielen eine entscheidende Rolle bei der Bekämpfung von oxidativem Stress und Entzündungen, die für die Erhaltung der Zellgesundheit und die Förderung der Langlebigkeit wichtig sind.

Beeren sind unglaublich vielseitig, wenn es darum geht, Ihre Mahlzeiten zu verfeinern. Egal, ob Sie sie in Joghurt, Smoothies oder als leckeres Topping für Haferflocken genießen, diese kleinen Juwelen verleihen Ihrer Ernährung einen Hauch von Geschmack und eine gesunde Portion Nährstoffe. Aufgrund ihrer inhärenten Süße ist kein zusätzlicher Zucker erforderlich.

Zitrusfrüchte sind vollgepackt mit essentiellen Nährstoffen wie Vitamin C und Ballaststoffen.

Wussten Sie, dass Zitrusfrüchte wie Orangen, Grapefruits, Zitronen und Limetten voller Vitamin C sind? Dieser essentielle Nährstoff ist für seine Fähigkeit bekannt, die Immunfunktion zu stärken und die Kollagensynthese zu fördern. Zitrusfrüchte sind für ihre positive Wirkung auf die Verdauung und den Blutzuckerspiegel bekannt.

Der Genuss von Zitrusfrüchten als Snack oder die Zugabe zu Salaten und Desserts bietet eine köstliche Geschmacksexplosion und sorgt gleichzeitig für einen nährenden Nährstoffschub. Mit der großen Auswahl an Zitrusfrüchten gibt es unzählige Möglichkeiten für kulinarische Experimente.

5.2.3 Äpfel und Birnen: Ballaststoffreiche Entscheidungen

Äpfel und Birnen sind eine fantastische Wahl für die Aufrechterhaltung eines gesunden Verdauungssystems und für ein Sättigungsgefühl nach einer Mahlzeit. Diese Früchte sind vollgepackt mit essentiellen Vitaminen, Mineralien und

Antioxidantien, die die allgemeine Gesundheit und Vitalität fördern.

Das Hinzufügen von geschnittenen Äpfeln mit Nussbutter oder Birnenscheiben zu Salaten kann eine köstliche Kombination aus Knusprigkeit und Süße ergeben und gleichzeitig die Kalorienzahl unter Kontrolle halten. Es ist erwähnenswert, dass die Einbeziehung der Schale dieser Früchte ihren Ballaststoffgehalt deutlich steigern kann.

5.3 Milchprodukte oder Alternativen: Verbesserung der Knochengesundheit und mehr

Der Verzehr von Milchprodukten und Milchalternativen ist entscheidend für die Versorgung mit lebenswichtigen Nährstoffen wie Kalzium, Vitamin D und Protein. Diese Nährstoffe spielen eine wichtige Rolle bei der Erhaltung starker Knochen, der Unterstützung der Muskelfunktion und der Gewährleistung eines gesunden Stoffwechselgleichgewichts.

5.3.1 Gesunde Milchauswahl: Steigerung der Kalzium- und Proteinaufnahme

Entscheiden Sie sich für fettarme oder fettfreie Milchprodukte wie Milch, Joghurt und Käse, die eine gute Menge an Kalzium und Protein liefern. Es ist von entscheidender Bedeutung, die Bedeutung von Kalzium für die Knochengesundheit und Protein für den Muskelerhalt und die Muskelreparatur zu verstehen.

Das Hinzufügen von Milchprodukten zu Ihrer Ernährung kann ganz einfach sein, etwa indem Sie eine Tasse Joghurt mit frischem Obst genießen oder etwas Käse auf einen Salat streuen. Die Entscheidung für fettarme oder fettfreie Optionen steht im Einklang mit dem kalorienbewussten Ansatz der Reisdiät.

Erforschung von Milchalternativen: Die Kraft der Pflanzen nutzen
Für diejenigen mit diätetischen Einschränkungen oder Vorlieben gibt es eine Vielzahl von Milchalternativen, die eine Fülle von Nährstoffen liefern. Optionen wie Mandelmilch, Sojamilch und Kokosmilch können hervorragende Ersatzstoffe sein. Mehrere dieser Alternativen sind mit Kalzium und Vitamin D angereichert, um die

Nährstoffzusammensetzung von Milchprodukten nachzubilden.

Die Einbeziehung milchfreier Optionen in Ihre Smoothies, Müsli oder Kaffee kann eine samtige Konsistenz verleihen und Ihre gesamte Nährstoffaufnahme verbessern. Es ist wichtig, die Etiketten sorgfältig zu lesen, um sicherzustellen, dass alle notwendigen Nährstoffe im Lebensmittel enthalten sind.

5.4 Proteinquellen: Aufbau und Reparatur von Geweben

Protein spielt in der Reisdiät eine wichtige Rolle: Es trägt zum Muskelerhalt bei, unterstützt das Immunsystem und fördert das Sättigungsgefühl. Um eine ausgewogene und nahrhafte Nährstoffzufuhr zu gewährleisten, ist es wichtig, vielfältige Proteinquellen in die Ernährung einzubauen.

5.4.1 Mageres Geflügel: Hochwertiges Protein

Geflügel ist wie Huhn und Truthahn eine beliebte Proteinquelle in der Reisdiät. Diese Auswahl bietet eine großartige Proteinquelle mit einem geringen Gehalt an gesättigten Fettsäuren, was für den Muskelerhalt und die Unterstützung der gesamten Stoffwechselfunktion wichtig ist.

Für eine abgerundete Mahlzeit können Sie gegrillte, gebackene oder gebratene Geflügelgerichte mit Vollkornprodukten und Gemüse kombinieren. Das Hinzufügen von Kräutern und Gewürzen zu Ihren Gerichten kann den Geschmack verbessern, ohne unnötige Kalorien hinzuzufügen.

5.4.2 Fisch: Förderung der Herzgesundheit mit Omega-3-Fettsäuren

Fisch ist eine fantastische Wahl für alle, die ihre Herzgesundheit verbessern und Entzündungen reduzieren möchten. Es ist nicht nur eine großartige Proteinquelle, sondern auch reich an Omega-3-Fettsäuren, die zahlreiche Vorteile für den Körper haben. Lachs, Makrele und Forelle sind ausgezeichnete Quellen für Omega-3-Fettsäuren, die sich äußerst positiv auf Ihre Gesundheit auswirken.

Die Zugabe von Fisch zu Ihren Mahlzeiten, egal ob
gegrillt, gebacken oder gegrillt, sorgt für eine
köstliche Geschmacksvielfalt und steigert den
Nährwert Ihrer Ernährung. Die Aufnahme von Fisch
in Ihre Ernährung mindestens zweimal pro Woche
entspricht den Ernährungsrichtlinien zur Förderung
der Herzgesundheit.

Pflanzliche Proteine: Tofu, Hülsenfrüchte und
Bohnen

Wenn Sie mehr pflanzliches Protein in Ihre
Ernährung integrieren möchten, stehen zahlreiche
nährstoffreiche Alternativen zur Auswahl. Tofu,
Hülsenfrüchte und Bohnen sind hervorragende
Optionen. Wussten Sie, dass Tofu, der aus
Sojabohnen gewonnen wird, eine fantastische
Quelle für vollständiges Protein ist? Andererseits
bieten Hülsenfrüchte und Bohnen eine Fülle an
Ballaststoffen, Vitaminen und Mineralstoffen.

Bohnensalate, Linsensuppen oder Tofu-Pfanne sind
hervorragende Beispiele dafür, wie vielseitig
pflanzliche Proteine sein können. Durch die
Kombination dieser Optionen mit Vollkornprodukten

können Sie ein abgerundetes Aminosäureprofil erreichen.

5.5 Vollkorn: Nährende Energie- und Ballaststoffquellen

Vollkornprodukte wie brauner Reis, Quinoa und Hafer bilden die Grundlage der Reisdiät. Diese Kohlenhydratquellen sind voller Nährstoffe und bieten lang anhaltende Energie sowie eine große Auswahl an essentiellen Vitaminen und Mineralstoffen.

Brauner Reis: Ein Kraftpaket für die Ernährung

Brauner Reis ist dank seiner intakten Kleie- und Keimschichten ein sehr nahrhaftes Vollkorn. Dieses Lebensmittel ist reich an Ballaststoffen, B-Vitaminen und wichtigen Mineralien wie Magnesium und Phosphor. Der hohe Ballaststoffgehalt dieses Lebensmittels fördert nicht nur eine gesunde Verdauung, sondern sorgt auch für ein Sättigungs- und Sättigungsgefühl.

Das Hinzufügen von braunem Reis zu Ihren
Mahlzeiten, sei es als Beilage oder als Grundlage
für Pfannengerichte und Körnerschalen, erhöht den
Nährwert Ihrer Ernährung. Durch die Erkundung
verschiedener Vollkornprodukte können Sie Ihren
Mahlzeiten eine köstliche Vielfalt an
Geschmacksrichtungen und Texturen verleihen.

Die Vielseitigkeit und ernährungsphysiologischen
Vorteile von Quinoa

Quinoa ist ein äußerst vielseitiges Vollkorn, das als
vollständige Proteinquelle bekannt ist. Diese
besondere Option ist eine großartige Quelle für
pflanzliches Protein, da sie alle essentiellen
Aminosäuren enthält. Quinoa verfügt über ein
beeindruckendes Nährwertprofil voller Ballaststoffe,
Eisen und Magnesium.
Die Einarbeitung von Quinoa in Salate, als Beilage
oder als Grundlage für Getreideschalen sorgt für
eine Fülle an Nährstoffen und eine köstliche
Konsistenz. Mit seiner kurzen Garzeit ist es die
perfekte Option für alle, die einen vollen
Terminkalender haben.

Eine köstliche und nahrhafte Frühstücksauswahl: Hafer, eine herzgesunde Option.

Hafer ist eine ausgezeichnete Wahl für alle, die ihre Herzgesundheit verbessern möchten. Dieses gesunde Getreide ist vollgepackt mit Beta-Glucanen, einer Art löslicher Ballaststoffe, die nachweislich den Cholesterinspiegel senken. Hafer ist eine fantastische Quelle für B-Vitamine, Eisen und Antioxidantien.

Beginnen Sie Ihren Tag mit einer nahrhaften Frühstücksoption wie Haferflocken oder fügen Sie Haferflocken zu Smoothies und Backwaren hinzu, um einen gesunden und nahrhaften Start zu ermöglichen. Es gibt verschiedene Hafersorten, die in verschiedenen kulinarischen Anwendungen verwendet werden können und Flexibilität und Vielseitigkeit bieten.

5.6 Nüsse und Samen: Nährstoffreicher Snack

Wenn Sie Mandeln, Walnüsse, Chiasamen und Leinsamen in Ihre Ernährung aufnehmen, können Sie eine Fülle von Nährstoffen erhalten. Diese

Optionen sind vollgepackt mit gesunden Fetten, Proteinen und einer Vielzahl essentieller Vitamine und Mineralien. Obwohl sie kalorienreich sind, bieten sie bei maßvollem Verzehr verschiedene gesundheitliche Vorteile.

5.6.1 Mandeln: Eine gesunde Wahl zum Naschen

Mandeln sind vollgepackt mit Nährstoffen wie einfach ungesättigten Fetten, Vitamin E und Magnesium, die zu ihrem Status als herzgesunder Snack beitragen. Mandeln sind dafür bekannt, dass sie dank ihres Gehalts an gesunden Fetten und Proteinen dafür sorgen, dass Sie sich satt und zufrieden fühlen.

Wenn Sie Ihrem Snack eine kleine Handvoll Mandeln hinzufügen oder sie in Joghurt und Salate einarbeiten, erhalten Sie einen köstlichen Crunch und profitieren gleichzeitig von ernährungsphysiologischen Vorteilen. Die Wahl ungesalzener Mandeln ist eine gute Möglichkeit, eine herzgesunde Entscheidung zu treffen.

Chia-Samen: Ein Kraftpaket für die Ernährung

Chiasamen sind unglaublich nahrhaft und enthalten eine Fülle an Omega-3-Fettsäuren, Ballaststoffen und einer Vielzahl essentieller Vitamine und Mineralien. Ihre Fähigkeit, sich beim Eintauchen in Flüssigkeit in eine gelartige Konsistenz zu verwandeln, macht sie unglaublich vielseitig zum Verfeinern einer Vielzahl von Gerichten.

Die Einarbeitung von Chiasamen in Smoothies, Joghurt oder Overnight Oats kann den Nährwert erhöhen und die Gesamttextur Ihrer Mahlzeiten verbessern. Ihre Fähigkeit, Flüssigkeit aufzunehmen, verstärkt das Sättigungsgefühl.

5.7 Flüssigkeitszufuhr: Der Schlüssel zum effizienten Nährstofftransport

Die richtige Flüssigkeitszufuhr ist ein wesentlicher Bestandteil einer ausgewogenen Ernährung. Die richtige Flüssigkeitszufuhr ist für die optimale Funktion unseres Körpers von entscheidender Bedeutung, da sie den Transport lebenswichtiger Nährstoffe erleichtert und die Verdauung unterstützt. Die Gewährleistung einer ausreichenden Flüssigkeitszufuhr ist entscheidend für die Aufrechterhaltung optimaler Energieniveaus, kognitiver Funktionen und Hautgesundheit.

Wasser: Der beste Weg, hydriert zu bleiben

Wasser ist die ultimative und wichtigste Flüssigkeitsquelle. Es ist für die ordnungsgemäße Funktion Ihres Körpers von entscheidender Bedeutung und hilft bei der Nährstoffaufnahme, Temperaturregulierung und Abfallbeseitigung.

Die Zugabe von wasserreichen Lebensmitteln wie Obst und Gemüse kann den Flüssigkeitshaushalt verbessern. Für die Aufrechterhaltung einer optimalen Gesundheit ist eine ausreichende Flüssigkeitszufuhr von entscheidender Bedeutung. Eine Möglichkeit, dies zu erreichen, besteht darin, den ganzen Tag über regelmäßig Wasser zu trinken, auch zwischen den Mahlzeiten.

5.8 Ausgewogene und nahrhafte Mahlzeiten zubereiten

Die Beherrschung der Kunst, eine ausgewogene und nahrhafte Ernährung zu kreieren, erfordert sorgfältige Überlegungen bei der Auswahl der Mahlzeiten und der Einbeziehung einer vielfältigen Auswahl an Nahrungsmitteln. Hier sind einige praktische Strategien für die Zubereitung von Mahlzeiten, die im Rahmen der Reisdiät sowohl sättigend als auch nahrhaft sind:

5.8.1 Betonen Sie die Bedeutung von Vollkornprodukten in Ihren Mahlzeiten

Wenn Sie in Ihren Mahlzeiten den Schwerpunkt auf die Verwendung von Vollkornprodukten wie braunem Reis, Quinoa oder Hafer legen, erhalten Sie eine solide Basis voller komplexer Kohlenhydrate, Ballaststoffe und lebenswichtiger Nährstoffe. Diese Körner eignen sich hervorragend, um langanhaltende Energie zu liefern und ein befriedigendes Sättigungsgefühl zu fördern.

Konzentrieren Sie sich darauf, magere Proteine in Ihre Ernährung aufzunehmen.

Die Aufnahme magerer Proteinquellen wie Geflügel, Fisch, Tofu, Hülsenfrüchte oder Bohnen in Ihre Ernährung kann zum Muskelerhalt, zur

Unterstützung der Stoffwechselfunktion und für ein ausgewogenes Aminosäureprofil beitragen. Wenn Sie sowohl pflanzliche als auch tierische Proteine in Ihre Mahlzeiten integrieren, können Sie eine köstliche Vielfalt an Geschmacksrichtungen und Texturen erzielen.

5.8.3 Betonen Sie die Bedeutung von Gemüse

Es ist wichtig, zu jeder Mahlzeit eine großzügige Menge Gemüse zu sich zu nehmen. Ihr Nährwert, einschließlich Ballaststoffen, Vitaminen, Mineralien und Antioxidantien, fördert nicht nur die Gesundheit, sondern verbessert auch die Präsentation einer ausgewogenen Mahlzeit. Das Ausprobieren verschiedener Kochtechniken und Gewürze kann den Geschmack von Gemüse deutlich verbessern.

5.8.4 Betonen Sie die Zugabe von Früchten für einen natürlich süßen Geschmack

Wenn Sie eine vielfältige Auswahl an Früchten in Ihre Mahlzeiten integrieren oder sie als Snacks genießen, erhalten Sie einen köstlichen Schuss natürlicher Süße und liefern gleichzeitig eine Fülle wichtiger Vitamine, Mineralien und Antioxidantien. Es gibt so viele köstliche Möglichkeiten, Früchte zu genießen – Sie können sie zu Salaten hinzufügen, köstliche Joghurtparfaits zubereiten oder sie einfach pur genießen, um einen erfrischenden und leckeren Genuss zu erhalten.

Integrieren Sie gesunde Fette in Ihre Ernährung.

Das Hinzufügen gesunder Fettquellen wie Avocados, Nüsse, Samen und Olivenöl kann den Geschmack verstärken, für ein Sättigungsgefühl sorgen und Ihre Mahlzeiten mit wichtigen Nährstoffen versorgen. Es ist wichtig, auf die Portionsgrößen zu achten, da Fette eine höhere Kaloriendichte haben. Allerdings kann die Einbeziehung von Fetten in Ihre Ernährung zu einer ausgewogenen und nahrhaften Ernährung beitragen.

Übe achtsames Essen

Um achtsames Essen zu praktizieren, müssen Sie sich ganz auf das kulinarische Erlebnis einlassen, jeden Bissen genießen und sich auf die Hunger-

und Sättigungssignale Ihres Körpers einstellen. Dieser Ansatz fördert eine positive Verbindung mit Lebensmitteln, beugt übermäßigem Verzehr vor und unterstützt die allgemeine Gesundheit und das Glücksgefühl.

5.9 Mäßigung und Abwechslung: Unverzichtbar für eine ausgewogene Ernährung

Da wir uns der Bedeutung einer ausgewogenen Ernährung bewusst sind, ist es von entscheidender Bedeutung, eine breite Palette nahrhafter Lebensmittel zu sich zu nehmen und gleichzeitig die Portionskontrolle zu üben. Es ist wichtig zu beachten, dass kein einzelnes Lebensmittel unseren gesamten Nährstoffbedarf vollständig decken kann. Um sicherzustellen, dass wir eine breite Palette essentieller Nährstoffe erhalten, wird empfohlen, eine abwechslungsreiche und abwechslungsreiche Ernährung einzuhalten, die eine Vielzahl an Vitaminen, Mineralien und Antioxidantien enthält.

Es ist wichtig, die Portionsgrößen im Auge zu behalten und ein Gleichgewicht zwischen den aufgenommenen Kalorien und der verbrannten Energie zu finden. Man kann eine vielfältige Auswahl köstlicher Gerichte genießen, ohne sich unnötige Einschränkungen aufzuerlegen.

KAPITEL 6

Den Körper mit lebenswichtigen Flüssigkeiten nähren

Man muss die Flüssigkeitsaufnahme und -abgabe sorgfältig steuern, um sicherzustellen, dass der Körper über genügend Wasser für lebenswichtige physiologische Prozesse verfügt. In dieser umfassenden Untersuchung der Flüssigkeitszufuhr untersuchen wir die entscheidende Rolle, die Wasser bei der Unterstützung des menschlichen Körpers spielt, identifizieren häufige Indikatoren für Dehydrierung, analysieren die verschiedenen Faktoren, die sich auf den Flüssigkeitsbedarf einer Person auswirken können, und geben praktische Tipps zur effektiven Steuerung des Flüssigkeitshaushalts sorgen für optimale Balance.

1. Die Bedeutung einer ausreichenden Flüssigkeitszufuhr

Wasser ist ein wesentlicher Bestandteil des menschlichen Körpers und macht einen erheblichen Teil des Körpergewichts aus. Das Verständnis der

Bedeutung verschiedener physiologischer Prozesse ist von entscheidender Bedeutung, da sie eine entscheidende Rolle beim Nährstofftransport, der Temperaturregulierung, der Verdauung und der Abfallbeseitigung spielen. Eine ausreichende Flüssigkeitszufuhr ist für die Aufrechterhaltung des empfindlichen Gleichgewichts der Körperflüssigkeiten, die Unterstützung einer optimalen Zellfunktion und die Gewährleistung des reibungslosen Funktionierens aller unserer Organe und Systeme unbedingt erforderlich.

2. Aufrechterhaltung des Wasserhaushalts des Körpers

Der menschliche Körper arbeitet ständig daran, ein empfindliches Wassergleichgewicht aufrechtzuerhalten, damit alles reibungslos funktioniert. Die Wasserverteilung erfolgt in verschiedenen Kompartimenten, die sowohl intrazelluläre Räume innerhalb von Zellen als auch extrazelluläre Räume außerhalb von Zellen umfassen. Das Verständnis des empfindlichen Gleichgewichts zwischen Wasseraufnahme und Wasserverlust ist entscheidend für die

Aufrechterhaltung der Zellintegrität, den Ausgleich des Elektrolytspiegels und die Unterstützung der gesamten Körperfunktionen.

3. Anzeichen einer Dehydrierung

Dehydrierung kann darauf zurückzuführen sein, dass der Körper mehr Flüssigkeit verliert, als er benötigt, wodurch das empfindliche Gleichgewicht gestört werden kann, das für eine optimale Funktion erforderlich ist. Es ist wichtig, die Symptome einer Dehydrierung zu erkennen, um sofort Maßnahmen ergreifen zu können. Typische Anzeichen und Symptome können sein:

Den Durst löschen: Flüssigkeitszufuhr ist für die ordnungsgemäße Funktion des Körpers unerlässlich. Das Erkennen von Durst ist ein erstes Anzeichen dafür, dass die Flüssigkeitszufuhr des Körpers nachlässt.

Abnormale Urinfarbe: Dunkelgelber Urin kann ein Zeichen für konzentrierte Abfallprodukte sein, die aus einem verringerten Wassergehalt resultieren. Gut hydrierte Personen haben normalerweise einen hellgelben oder blassen Urin.

Dehydrierte Haut und Mund: Eine ausreichende Flüssigkeitszufuhr ist für die Erhaltung einer gesunden Haut und die Vermeidung von Trockenheit im Mund unerlässlich. Eine unzureichende Speichelproduktion kann zu Trockenheit und Unwohlsein führen.

Müdigkeit und Energiemangel: Die richtige Flüssigkeitszufuhr ist entscheidend für die Aufrechterhaltung eines optimalen Blutvolumens, das dafür sorgt, dass die Zellen ausreichend mit Sauerstoff versorgt werden. Ohne ausreichend Flüssigkeit kann es zu Müdigkeit und Lethargie kommen.

Kopfschmerzen: Kopfschmerzen können durch Dehydrierung verursacht werden, die die Durchblutung und Sauerstoffversorgung des Gehirns verringert.

Benommenheit oder Schwindelgefühl: Eine unzureichende Flüssigkeitszufuhr kann zu einem Blutdruckabfall führen, was zu Schwindel- oder Benommenheitsgefühlen führen kann.

Verminderte Urinausscheidung: Wenn die Urinausscheidung abnimmt, kann dies ein Zeichen für Dehydrierung sein. Dies geschieht, weil der Körper versucht, Wasser zu sparen, indem er weniger Urin produziert.

Erhöhte Herzfrequenz: Wenn der Körper dehydriert, versucht er möglicherweise, den Rückgang des Blutvolumens durch eine Erhöhung der Herzfrequenz auszugleichen.

4. Faktoren, die den Flüssigkeitsbedarf beeinflussen

Es ist wichtig, verschiedene Faktoren zu berücksichtigen, die den individuellen Flüssigkeitsbedarf beeinflussen können, um die Flüssigkeitsaufnahme an die spezifischen Bedürfnisse anzupassen. Wichtige zu berücksichtigende Faktoren sind:

Alter: Der Flüssigkeitsbedarf kann je nach Alter variieren, wobei Säuglinge, Kinder und ältere Erwachsene unterschiedliche Anforderungen haben. Interessant ist, dass der Körperwasseranteil bei Kindern tendenziell höher ist, während ältere

Erwachsene manchmal ein vermindertes Durstgefühl haben.

Bewegung: Anstrengende körperliche Aktivität kann zu einem erhöhten Flüssigkeitsverlust führen. Daher ist es wichtig, mehr Wasser zu trinken, um eine Dehydrierung zu vermeiden. Insbesondere für Sportler ist es wichtig, auf ihren Flüssigkeitshaushalt zu achten, um ihre Leistung zu maximieren.

Klima und Temperatur: Bei heißem und feuchtem Wetter ist es wichtig, ausreichend Flüssigkeit zu sich zu nehmen, indem man mehr Flüssigkeit zu sich nimmt. Andererseits können kühle Temperaturen manchmal dazu führen, dass man leicht vergisst, ausreichend Flüssigkeit zu sich zu nehmen. Deshalb ist es wichtig, bewusst darauf zu achten, ausreichend Flüssigkeit zu sich zu nehmen.

Gesundheitszustände: Es ist wichtig zu wissen, dass bestimmte Gesundheitszustände wie Fieber, Durchfall oder Erbrechen zu einem erhöhten Flüssigkeitsverlust und einem höheren Risiko einer Dehydrierung führen können. Für Personen mit

Nieren- oder Herzerkrankungen ist es wichtig, auf die Flüssigkeitsaufnahme zu achten.

Ernährungspräferenzen: Es ist wichtig zu beachten, dass bestimmte Getränke wie koffeinhaltige oder alkoholische Getränke zu Dehydrierung führen können, während der Verzehr wasserreicher Lebensmittel wie Obst und Gemüse dazu beitragen kann, den richtigen Flüssigkeitsspiegel aufrechtzuerhalten.

5. Die besten Möglichkeiten, hydriert zu bleiben

Für Personen, die ausreichend Flüssigkeit zu sich nehmen möchten, gibt es einige praktische Strategien, die auf ihren Lebensstil und ihre individuellen Bedürfnisse zugeschnitten werden können. Hier sind einige Strategien:

Wichtig ist, ausreichend Flüssigkeit zu sich zu nehmen: Es ist wichtig, regelmäßig Wasser zu trinken, auch wenn Sie keinen Durst verspüren. Dies hilft, den Flüssigkeitshaushalt Ihres Körpers unter Kontrolle zu halten. Um den Flüssigkeitshaushalt aufrechtzuerhalten, ist es wichtig, den ganzen Tag über ausreichend Wasser zu trinken.

Behalten Sie die Farbe Ihres Urins im Auge: Es ist wichtig, die Farbe Ihres Urins im Auge zu behalten, da sie Aufschluss über Ihren Flüssigkeitshaushalt geben kann. Wenn es um die Farbe des Urins geht, bedeutet ein hellgelber oder blasser Farbton normalerweise, dass Sie gut hydriert sind. Wenn Ihr Urin hingegen dunkelgelb ist, könnte das ein Zeichen dafür sein, dass Sie mehr Flüssigkeit trinken müssen.

Aufrechterhaltung des Elektrolytgleichgewichts: Bei längerer körperlicher Aktivität oder starkem Schwitzen, insbesondere in warmen Umgebungen, kann es wichtig sein, den Elektrolytspiegel wiederherzustellen. Eine Möglichkeit, dies zu erreichen, ist der Verzehr von Sportgetränken oder elektrolytreichen Lebensmitteln.

Einschließlich Lebensmittel mit hohem Wassergehalt: Die Einbeziehung von Obst und Gemüse mit hohem Wassergehalt, wie Wassermelone, Gurken und Orangen, kann dazu beitragen, dass Sie ausreichend Flüssigkeit zu sich nehmen. Das Hinzufügen dieser Lebensmittel zu Ihren Mahlzeiten und Snacks kann Ihnen dabei helfen, ausreichend Flüssigkeit zu sich zu nehmen.

Mäßigung des Koffein- und Alkoholkonsums: Bei koffeinhaltigen und alkoholischen Getränken ist es wichtig, auf Mäßigung zu achten. Ein übermäßiger Verzehr kann zu Dehydrierung führen. Es empfiehlt sich, den Konsum dieser Getränke durch Wasser auszugleichen.

Anpassen der Flüssigkeitszufuhr an unterschiedliche körperliche Aktivitätsniveaus: Es ist wichtig, die Flüssigkeitsaufnahme entsprechend der Intensität und Dauer Ihrer körperlichen Aktivität sorgfältig zu steuern. Die Entwicklung personalisierter Trinkpläne kann die Leistung eines Sportlers erheblich steigern.

Achten Sie auf Ihre Durstsignale: Auf die Durstsignale des Körpers zu achten ist eine natürliche und wirksame Methode, um ausreichend Flüssigkeit zu sich zu nehmen. Das Trinken von Wasser bei Durst ist wichtig, um den

Flüssigkeitshaushalt des Körpers
aufrechtzuerhalten.

6. Besondere Überlegungen für
Bevölkerungsgruppen mit besonderen Bedürfnissen

Für das Wohlbefinden bestimmter
Bevölkerungsgruppen, die möglicherweise
anfälliger für Dehydrierung sind, ist es wichtig, der
Flüssigkeitszufuhr besondere Aufmerksamkeit zu
widmen. Zu den besonders gefährdeten Gruppen
gehören:

Für Säuglinge und Kinder: Säuglinge und Kinder
haben ein größeres Verhältnis von
Körperoberfläche zu Körpergewicht, wodurch sie
anfälliger für Flüssigkeitsverlust sind. Für
Pflegekräfte ist es wichtig, der regelmäßigen
Flüssigkeitsaufnahme Vorrang zu geben,
insbesondere bei heißem Wetter oder bei
Krankheiten.

Für schwangere und stillende Frauen: Schwangere
und stillende Frauen benötigen eine erhöhte
Flüssigkeitsaufnahme, um eine ausreichende

Flüssigkeitszufuhr für sich selbst und ihre Babys sicherzustellen. Die richtige Flüssigkeitszufuhr ist entscheidend für das Wohlbefinden von Mutter und Baby.

Erfahrene Personen: Mit zunehmendem Alter nimmt unsere Wahrnehmungsfähigkeit ab

Dehydrierung kann dazu führen, dass der Durst abnimmt und die Fähigkeit des Körpers, Wasser zu speichern, beeinträchtigt wird. Für ältere Menschen ist es wichtig, auf ihre Flüssigkeitsaufnahme zu achten, um eine Dehydrierung zu vermeiden.

Menschen mit chronischen Krankheiten: Der Flüssigkeitshaushalt kann durch bestimmte Erkrankungen wie Diabetes oder Nierenerkrankungen beeinträchtigt werden. Für Menschen mit chronischen Erkrankungen ist es wichtig, mit Gesundheitsdienstleistern zusammenzuarbeiten, um geeignete Trinkpläne zu entwickeln.

7. Fazit: Der Schlüssel zu optimalem Wohlbefinden

Letztendlich ist eine ausreichende Flüssigkeitszufuhr für die Aufrechterhaltung des empfindlichen Gleichgewichts der physiologischen Funktionen im menschlichen Körper von entscheidender Bedeutung. Es spielt eine entscheidende Rolle für die allgemeine Gesundheit und beeinflusst verschiedene Aspekte wie die kognitive Funktion und die Gesundheit des Verdauungssystems. Ein gutes Gespür für die Anzeichen einer Dehydrierung, die Fähigkeit, den eigenen individuellen Flüssigkeitsbedarf zu erkennen und wirksame Strategien zur Aufrechterhaltung der richtigen Flüssigkeitsaufnahme umzusetzen, kann die Fähigkeit, durch bewusste Flüssigkeitszufuhr dem Wohlbefinden Priorität einzuräumen, erheblich verbessern.

Von der ausreichenden Flüssigkeitszufuhr während des Trainings bis zum Genuss von wasserreichen Früchten als erfrischender Snack – Entscheidungen, bei denen die Flüssigkeitszufuhr im Vordergrund steht, können das allgemeine Wohlbefinden und die Vitalität erheblich steigern. Wasser spielt eine entscheidende Rolle bei der Aufrechterhaltung der

optimalen Funktion der verschiedenen
Körpersysteme und sorgt für allgemeine Vitalität
und Wohlbefinden. Wenn wir erkennen, wie wichtig
es ist, ausreichend Flüssigkeit zu sich zu nehmen,
erkennen wir einen entscheidenden Aspekt der
Selbstfürsorge – einen Aspekt, der sich auf unser
gesamtes Wesen auswirkt und Gesundheit und
Wohlbefinden fördert.

KAPITEL 7

REIS-DIÄT-MAHLZEITPLAN

Die Beherrschung der Kunst der Essensplanung kann Ihre täglichen Essensentscheidungen revolutionieren, was zu einer besseren Gesundheit, einer besseren Budgetierung und einer deutlichen Reduzierung der Lebensmittelverschwendung führt. Es erfordert sorgfältige Planung, sorgfältige Organisation und ein tiefes Verständnis der Ernährungsbedürfnisse. Entdecken Sie in diesem ausführlichen Leitfaden die zahlreichen Vorteile der Essensplanung, lernen Sie, wie Sie einen gut organisierten Essensplan erstellen, die Kunst der effizienten Umsetzung beherrschen und Ihre Essensplanung an unterschiedliche Ernährungspräferenzen anpassen.

1. Die Vorteile der Essensplanung

1.1 Gesundheit und Ernährung

Die Essensplanung hat einen erheblichen Einfluss auf die Verbesserung von Gesundheit und Ernährung. Durch die sorgfältige Auswahl einer breiten Palette nahrhafter Lebensmittel können Experten im kulinarischen Bereich sicherstellen, dass ihre Ernährung alle notwendigen Vitamin-, Mineralstoff- und Makronährstoffbedürfnisse erfüllt. Ein proaktiver Ernährungsansatz kann sich positiv auf Ihr allgemeines Wohlbefinden auswirken, zur Aufrechterhaltung eines gesunden Gewichts beitragen und möglicherweise das Risiko chronischer Krankheiten senken.

1.2 Maximieren Sie die Effizienz Ihrer Zeit

Die Essensplanung ist ein intelligenter Ansatz, der Ihnen Zeit sparen und Ihre Woche effizienter gestalten kann. Durch die strategische Planung von Mahlzeiten im Voraus können Sie an hektischen Wochentagen wertvolle Minuten sparen. Wenn Sie sich mit dem Kochen auskennen und alle notwendigen Zutaten zur Hand haben, können Sie vermeiden, in letzter Minute zum Lebensmittelgeschäft zu gehen oder sich auf weniger nahrhafte Mahlzeiten zum Mitnehmen zu verlassen.

1.3 Erschwingliche Optionen

Finanzielle Faktoren beeinflussen häufig Entscheidungen im Zusammenhang mit Lebensmitteln. Durch die Planung von Mahlzeiten im Voraus können Einzelpersonen eine Einkaufsliste zusammenstellen, die zu den von ihnen beabsichtigten Gerichten passt. So können sie wirtschaftliche Entscheidungen treffen und unnötige Lebensmittelentsorgung minimieren. Die Optimierung Ihres Lebensmitteleinkaufs und die optimale Nutzung Ihrer Zutaten können eine großartige Möglichkeit sein, Geld zu sparen und gleichzeitig köstliche Mahlzeiten zu genießen.

1.4 Minimierung von Lebensmittelverschwendung

Angesichts der wachsenden Besorgnis über die Umweltfolgen von Lebensmittelverschwendung hat sich die Essensplanung zu einer nachhaltigen Praxis entwickelt. Wenn Einzelpersonen nur die notwendigen Zutaten für ihre geplanten Mahlzeiten kaufen, können sie den Verderb verderblicher Lebensmittel effektiv minimieren und einen positiven Beitrag zur Reduzierung der Lebensmittelverschwendung leisten. Dies hat nicht nur positive Auswirkungen auf die Umwelt, sondern spiegelt auch das Bekenntnis zu verantwortungsvollem und achtsamem Konsum wider.

2. Einfache Schritte zum Erstellen eines Speiseplans

2.1 Bewertung von Ernährungszielen und -präferenzen

Bevor man sich mit der Essensplanung beschäftigt, ist es wichtig, die eigenen Ernährungsziele und persönlichen Vorlieben zu bewerten. Berücksichtigen Sie etwaige Ernährungseinschränkungen, Vorlieben oder spezifische Gesundheitsziele. Wenn Sie diese Faktoren gut verstehen, können Sie fundierte Entscheidungen über Ihre Ernährung treffen, unabhängig davon, ob Sie ein paar Kilo abnehmen, Muskeln aufbauen oder einer bestimmten Ernährungsvorliebe wie Vegetarismus, Veganismus oder Low-Carb folgen möchten.

2.2 Rezepte auswählen und Vielfalt schaffen

Nachdem Sie Ihre Ernährungsziele festgelegt haben, ist der nächste entscheidende Schritt die Auswahl der richtigen Rezepte. Es ist wichtig, eine große Auswahl an Mahlzeiten in Ihre Ernährung einzubauen, um eine vielfältige Nährstoffversorgung zu gewährleisten. Es ist wichtig, eine Vielzahl nährstoffreicher Lebensmittel wie mageres Eiweiß, Vollkornprodukte, Obst, Gemüse und gesunde Fette in Ihre Ernährung aufzunehmen. Dies verbessert nicht nur die Nährstoffbalance, sondern verleiht Ihren Mahlzeiten auch eine köstliche Note.

2.3 Erstellen eines Wochenkalenders

Erstellen Sie mithilfe Ihres Fachwissens in der Kochkunst einen Wochenplan, in dem die spezifischen Gerichte aufgeführt sind, die an jedem Tag zubereitet werden sollen. Berücksichtigen Sie verschiedene Faktoren wie Arbeitspläne, soziale Verpflichtungen und Aktivitäten, die sich auf die Zeit auswirken können, die Ihnen für die Essenszubereitung zur Verfügung steht. Ein organisierter Zeitplan ist unerlässlich, um Mahlzeiten zu planen, die sowohl an anstrengenden

Tagen als auch an entspannten Abenden genussvoll sind.

2.4 Einkaufsliste erstellen

Erstellen Sie mithilfe des Wochenkalenders eine ausführliche Einkaufsliste. Kategorisieren Sie die Liste, um Ihr Einkaufserlebnis effizienter zu gestalten. Gruppieren Sie Artikel in Kategorien wie Lebensmittel, Milchprodukte und Proteine. Das Erstellen einer gut organisierten Liste trägt dazu bei, Spontankäufe zu minimieren und stellt sicher, dass Sie alle wichtigen Zutaten griffbereit haben.

2.5 Die Kunst des Batch-Kochens und der Zutatenzubereitung beherrschen

Effizienz ist bei der Essensplanung von entscheidender Bedeutung. Es ist eine gute Idee, größere Mengen bestimmter Zutaten zuzubereiten, die in verschiedenen Gerichten verwendet werden können. Sie können beispielsweise eine Menge Gemüse rösten, Hühnchen grillen oder eine große Menge Getreide kochen. Dies vereinfacht Ihren Kochalltag und bietet gebrauchsfertige

Komponenten für die mühelose Zubereitung Ihrer Mahlzeiten.

Bedenken Sie die Reste

Schätzen Sie das Potenzial von Resten als entscheidendes Element bei Ihrer Essensplanung. Bereiten Sie großzügige Portionen zu, damit Sie die Reste am nächsten Tag für eine köstliche Mahlzeit genießen können. Das spart nicht nur Zeit, sondern garantiert auch, dass keine zubereiteten Speisen verschwendet werden.

3. Strategien für eine reibungslose Umsetzung

Nutzen Sie die Kraft der Flexibilität.

Ein gut durchdachter Speiseplan ist wichtig, aber es ist auch wichtig, offen für Anpassungen zu sein. Das Leben ist voller Überraschungen und unvorhergesehene Umstände oder Änderungen unserer Pläne können passieren. Es ist wichtig, flexibel zu sein und bei Bedarf Änderungen am Speiseplan vorzunehmen.

3.2 Komfortplanung

Achten Sie darauf, praktische Optionen in Ihren Speiseplan aufzunehmen. Entscheiden Sie sich an hektischen Tagen für praktische und mühelose Rezepte und bewahren Sie aufwändigere Mahlzeiten für Momente auf, in denen Sie genügend Zeit zum Zubereiten haben. Nutzen Sie Ihre Küchengeräte wie Slow Cooker oder Instant Pots optimal aus, um Ihre Kochroutinen zu vereinfachen.

3.3 Drehen und wiederholen

Die Essensplanung lässt sich einfacher gestalten, wenn man sich nicht jede Woche neue Ideen einfallen lassen muss. Entdecken Sie beliebte Rezepte und integrieren Sie diese nahtlos in Ihr kulinarisches Repertoire. Dies vereinfacht den Planungsprozess und garantiert, dass köstliche und bekannte Gerichte in den wöchentlichen Wechsel einbezogen werden.

Nutzen Sie die Technologie zu Ihrem Vorteil.

Nutzen Sie Technologie, um die Essensplanung zu optimieren. Es gibt eine Vielzahl von Apps und

Websites, die Rezeptvorschläge liefern, bei der Organisation von Einkaufslisten helfen und es Ihnen sogar ermöglichen, Rezepte basierend auf der gewünschten Anzahl an Portionen anzupassen. Diese Tools sind unglaublich hilfreich bei der Rationalisierung des Planungs- und Ausführungsprozesses.

3.5 Machen Sie gezielte Einkäufe

Beim Lebensmitteleinkauf ist es wichtig, sich an die vorbereitete Liste zu halten und der Versuchung impulsiver Einkäufe zu widerstehen. Achtsames Einkaufen hilft Ihnen nicht nur, Geld zu sparen, sondern erhöht auch die Chancen, Artikel zu kaufen, die Ihre Ernährungsziele unterstützen.

4. Anpassung der Essensplanung an persönliche Ernährungspräferenzen
4.1 Essensplanung für vegetarische und vegane Ernährung

Wenn es um die Planung von Mahlzeiten für Vegetarier oder Veganer geht, ist es wichtig, auf ein vielfältiges Angebot an pflanzlichen Proteinen zu achten. Denken Sie an Bohnen, Linsen, Tofu und Tempeh. Gönnen Sie sich eine große Auswahl an Gemüse, Obst, Vollkornprodukten und Nüssen, um eine abwechslungsreiche und nahrhafte Ernährung zu genießen.

4.2 Essensplanung für eine Low-Carb-Diät

Für diejenigen, die sich kohlenhydratarm ernähren möchten, ist es wichtig, proteinreiche Lebensmittel wie Fleisch, Geflügel, Fisch und Eier zu bevorzugen. Nehmen Sie verschiedene stärkefreie Gemüsesorten zu sich, entscheiden Sie sich für gesunde Fette und genießen Sie moderate Portionen kohlenhydratarmes Obst. Entdecken Sie eine große Auswahl an Rezepten, die kohlenhydratreiche Zutaten geschickt durch gesündere, kohlenhydratärmere Alternativen austauschen.

4.3 Essensplanung für eine glutenfreie Ernährung

Bei der Essensplanung ist es wichtig, auf Weizen, Gerste und Roggen zu verzichten, wenn Sie sich glutenfrei ernähren möchten. Entdecken Sie die

Wunder von natürlich glutenfreiem Getreide wie Quinoa, Reis und Hafer (sofern als glutenfrei zertifiziert). Experimentieren Sie mit glutenfreien Mehlen zum Backen und entdecken Sie eine Vielzahl von Gemüse-, Protein- und Milchprodukten, die von Natur aus glutenfrei sind.

4.4 Essensplanung für die Mittelmeerdiät

Eine mediterrane Ernährung zu befolgen bedeutet, mageres Eiweiß, Vollkornprodukte, Olivenöl sowie viel Obst und Gemüse zu sich zu nehmen. Erwägen Sie, Fisch, Nüsse und Hülsenfrüchte in Ihre Ernährung aufzunehmen, um Ihre Proteinaufnahme zu steigern. Es ist wichtig, sich darauf zu konzentrieren, frische und minimal verarbeitete Lebensmittel in Ihre Ernährung aufzunehmen und gleichzeitig den Verzehr von rotem Fleisch und verarbeiteten Lebensmitteln zu reduzieren.

5. Fazit: Ändern Sie Ihre Essgewohnheiten ein Leben lang

Letztendlich kann die Erlangung von Fertigkeiten im Bereich der Essensplanung zu einer deutlichen

Veränderung bei der Entwicklung gesunder und umweltfreundlicher Ernährungspraktiken führen. Bei der Essensplanung geht es nicht nur darum, Zeit und Geld zu sparen. Es schafft die Voraussetzungen für einen umfassenden und zielgerichteten Ansatz beim Essen. Es ermöglicht Menschen, fundierte Entscheidungen über ihre Ernährung zu treffen, die ihren Gesundheitszielen und Ernährungspräferenzen entsprechen.

Wenn die Essensplanung zu einer regelmäßigen Praxis wird, ist sie nicht nur eine tägliche Aufgabe, sondern verwandelt sich in eine Lebensweise, die die Freude am Kochen, die Fähigkeit, den Körper zu nähren, und die Minimierung von Lebensmittelverschwendung umfasst. Durch die sorgfältige Zusammenstellung jeder Mahlzeit begeben sich die Menschen auf eine Reise der Selbstfürsorge und fördern eine tiefe Verbindung mit der Nahrung, die nicht nur ihren Körper mit Energie versorgt, sondern auch ihren Geist hebt. Die Essensplanung spielt eine entscheidende Rolle in der Symphonie des täglichen Lebens und sorgt für eine harmonische Mischung aus Gesundheit, Wohlbefinden und kulinarischem Genuss.

DAS ENDE

85

www.ingramcontent.com/pod-product-compliance
Lightning Source LLC
Chambersburg PA
CBHW050840260726
48660CB00006B/2353